당신이 궁금한

임플란트

환자들이 가장 많이 묻는 '질문'에 대한 '답'

당신이 궁금한
임플란트

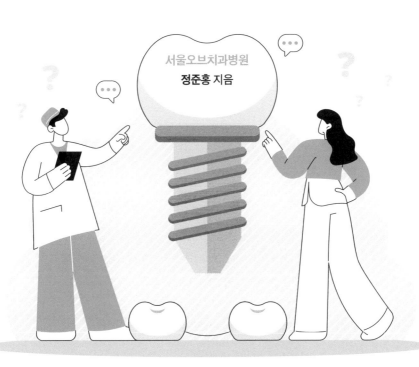

서울오브치과병원

정준홍 지음

좋은땅

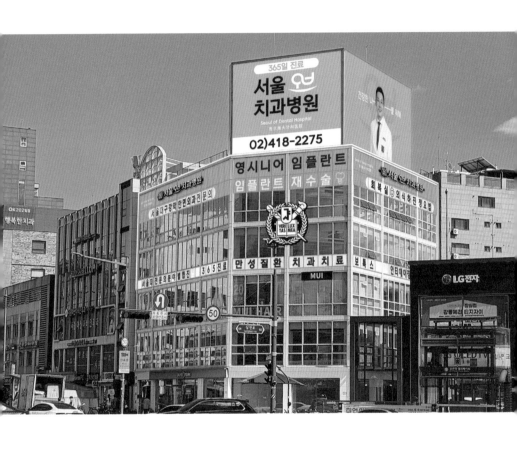

들어가며

치아가 손상되거나 상실되었을 때, 이제 누구나 임플란트를 떠올립니다. 그만큼 임플란트가 대중화되었습니다. 유튜브나 인터넷을 검색하면 임플란트에 대한 정보가 넘쳐나지만, 환자분들이 가장 궁금해하는 내용을 간결하게 요약한 책자는 찾기 어려운 실정입니다. 그래서 많은 분들이 단편적인 지식을 어렵게 모으고 계신 것 같습니다.

이 책은 그런 환자분들의 궁금증을 해결하기 위해, 핵심적인 내용만을 요약하여 제공하고자 합니다. 자세하게 설명하고 싶은 욕심도 있었지만, 중요한 내용을 농축하고 또 농축하여 핵심을 전달하고자 노력했습니다. 전문 용어는 최대한 자제하고, 환자분들이 이해하기 쉬운 단어를 사용했습니다. 또한, 전문가들 사이에 논란이 있거나 아직 검증되지 않은 기술은 가급적 언급하지 않았습니다. 보철에 대한 내용에 있어서는 보철과 전문의의 자문을 구하여, 임플란트 수술과 보철 각 파트의 전문성을 더하였습니다.

임플란트 수술을 전문으로 하면서, 임플란트 치료를 앞두고 계신 분들, 치료 중이신 분들, 그리고 치료가 끝나신 분들이 각각 궁금해하는 점이 다르다는 것을 알게 되었습니다. 같은 단계에 있는 분들은 비슷한 궁금증을 가지고 계셨습니다. 그래서 이 책은 세 부분으로 나누어, 가장 많이 받는 질문과 그에 대한 답변을 제공하는 형태로 작성되었습니다. 만약 이미 치료 중이신 분이라면, 해당 부분부터 읽으시면 더욱 유익할 것입니다.

이 책이 임플란트에 대한 궁금증을 해결하는 데 도움이 되기를 바랍니다.

목 차

임플란트 수술 후

보철과정

임플란트
수술 전 고민

임플란트 비용은 얼마나 들까요?

수술을 받을지 말지 고민하시는 가장 큰 이유가 비용이라는 점을 잘 알고 있습니다. 20만 원대 임플란트 광고부터 서울대학교치과병원의 약 400만 원 임플란트까지 가격대가 매우 넓어서 어느 정도가 적정 비용인지 궁금하실 것입니다. 저는 적정 가격이 50만 원에서 120만 원 선이라고 생각합니다.

솔직하게 말씀드리겠습니다. 정상적인 제품을 사용하고, 일반적인 과정으로 진료를 한다면 임플란트의 원가가 30만 원 정도입니다. 여기에 경험 많은 의료진의 인건비와 각종 장비의 감가상각 등 추가 비용이 더해져야 합니다. 의료의 특성상 수술의 위험성, 합병증, 장기적인 A/S에 상당한 비용이 추가되어야 하기에 최소 50만 원 이상이 되어야 병원을 안정적으로 운영할 수 있습니다. 물론 개원 이벤트나 행사 기간에 일시적으로 할인을 할 수 있지만, 통상적으로 바람직한 비용대는 50만 원에서 120만 원 선으로 봅니다.

당신이 궁금한 임플란트

모든 물건이 그렇듯이, 가장 저렴한 것에는 항상 이유가 있습니다. 가장 저렴한 것보다는 중간 이상 하는 제품을 권하고 싶습니다. 모든 임플란트 제품이 식약처 허가를 통과하고, 수술이 시행되지만, 제품에 따라 성능과 내구성에는 차이가 있을 수밖에 없습니다. 임플란트는 고기를 찢는 강한 힘을 지속적으로 받아야 하기에 내구성과 우리 몸과의 생체친화성이 좋아야 오랫동안 문제 없이 사용할 수 있습니다.

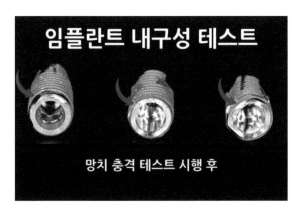

　임플란트 수술의 전체 치료비는 여러 요소에 따라 달라질 수 있습니다. 특히, 뼈이식 수술과 보철물 선택에 따라 비용이 추가되기 때문에 이러한 부분을 통합적으로 고려하는 것이 중요합니다. 임플란트 자체의 비용이 아무리 저렴하더라도, 뼈이식 비용이 높으면 전체 비용이 증가할 수 있습니다.

  뼈이식 비용은 수술의 종류와 범위에 따라 차이가 있습니다. 예를 들어, 가장 간단한 뼈이식 수술은 약 5만 원부터 시작하며, 상악동거상술은 약 120만 원 정도입니다. 경우에 따라서는 임플란트 비용보다 뼈이식 비용이 더 클 수 있으므로, 치료 계획을 세울 때 이러한 복합적인 요소를 고려하는 것이 중요합니다.

임플란트는 몇 개 심어야 할까요?

치아를 뺀 개수만큼 전부 다 임플란트가 필요한 것은 아닙니다. 이가 하나도 없으신 경우 윗니를 위해 8~12개 아랫니를 위해 6~10개를 식립합니다. 전체적으로 사람의 원래 치아의 개수 28개(사랑니 제외)보다 적은 14~22개를 식립합니다. 부족한 개수는 임플란트 뿌리 2개 사이에 치아 모양 보철물을 3~6개를 만들어 넣는 브릿지로 해결합니다. 14개부터 22개까지 편차가 큰데, 이는 환자분이 씹는 힘의 크기가 큰 경우 임플란트 개수가 많을 수록 큰 힘을 잘 버틸 수 있기 때문입니다. 또한 경제적 상황에 따라 제일 안쪽 어금니 위치에 임플란트를 식립하지 않음으로써 비용을 절약할 수 있습니다. 물론 모든 치아를 다 회복시켜 주는 것이 이상적이지만 제일 안쪽 어금니가 없더라도 일상적인 식사는 문제없이 하실 수 있습니다. 수치로 말하자면 제일 안쪽 어금니가 없을 경우 씹는 효율이 20~30% 감소하는 것으로 보고 되었습니다. 저작 효율과 교합 균형을 생각하면 없어진 치아를 모두 회복하는 게 맞지만 환자분의 경제적 상황에 맞춰 선택을 할 수 있습니다. 정확한 임플란트 개수는 환자분의 상태를 고려하여, 의사와 함께 정하는 것을 추천 드립니다.

임플란트의 구성요소

임플란트의 구성 3요소를 한번 짚고 넘어가는 게 좋을 것 같습니다.

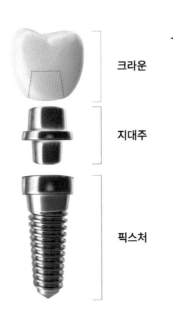

크라운

지대주

픽스처

- 크라운: 치아 모양 보철물로, 최종적으로 보이는 치아 형태를 띱니다.
- 픽스처: 뼈에 심기는 나사 부분으로, 턱뼈에 결합합니다.
- 지대주: 픽스처와 크라운을 이어 주는 부분으로, 두 구조물을 연결합니다.

세 개의 구조물은 작은 나사 또는 특수 접착제로 연결됩니다.

당신이 궁금한 임플란트

임플란트 치료과정, 기간과 구조

치아 발치 - 뼈이식술 - 임플란트 1차 수술(픽스처 식립) - 임플란트 2차 수술(힐링 어버트먼트) - 본뜨기 - 지대주(어버트먼트) 연결 - (임시치아 부착) - 최종 보철물(크라운) 부착 - 임플란트 완성(주기적 체크)

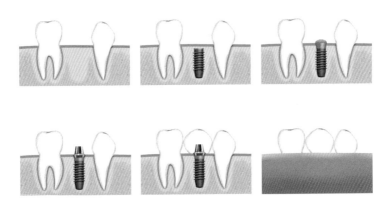

● 임플란트 1차 수술

임플란트 픽스처(나사)를 턱뼈에 심는 수술입니다. 이 과정에서 임플란트가 뼈와 결합되는 시간이 필요합니다.

● 임플란트 2차 수술

1차 수술 후 일정 기간이 지나면, 뼈에 묻혀 있던 나사를 잇몸 바깥으로 노출시키는 수술을 진행합니다. 이때 잇몸 바깥으로 노출된 나사에 단추 형태의 힐링 어버트먼트를 부착합니다. 이 과정은 잇몸이 치유되는 동안 임플란트 주변 잇몸이 제대로 자리를 잡을 수 있도록 도와줍니다.

과거에는 임플란트 수술을 각 단계별로 나눠서 시행하였기 때문에, 각 단계마다 1~3개월이 소요되어 전체 치료 기간이 1년을 넘는 경우가 많았습니다. 그러나 최근에는 여러 단계를 한 번에 시행하는 방식이 보편화되어, 총 치료 기간이 크게 줄어들었습니다.

예를 들어, 저의 경우 치아 발치, 뼈이식술, 임플란트 1차 수술(경우에 따라 2차 수술까지)을 한 번에 시행하는 경우가 많습니다. 수술 후 통상 3~5개월이 지나면 본을 뜨고 임시치아나 최종 보철물을 부착하여 임플란트 치료를 마무리합니다.

하지만, 모든 환자가 이러한 방식을 적용할 수 있는 것은 아닙니다. 개개인의 상태에 따라 여러 수술 과정을 한 번에 진행할 수 있는지 여부가 결정됩니다. 여러 단계를 한 번에 시행하면 전체 치료 기간이 짧아지고 수술 횟수가 줄어드는 장점이 있습니다. 그러나 그만큼 수술 난이도가 높아지고 예후가 불확실할 수 있어, 경험이 많은 전문의가 시행해야 합니다.

임플란트 치료 기간은 환자의 상태와 치료 계획에 따라 최소 3개월에서 최대 1년까지 걸릴 수 있습니다. 일반적으로, 발치부터 임플란트 보철물 완성까지의 기간은 평균적으로 5~6개월 정도로 생각하는 것이 좋습니다.

다만, 환자의 상태에 따라 치료 기간은 크게 차이가 날 수 있습니다. 예외적으로, 하루 만에 임플란트를 완성한다는 광고도 있으나, 이러한 방법에 대해서는 뒤에서 자세히 설명 드리겠습니다.

뼈이식을 해야 한다던데요?

　임플란트를 장기간 동안 쓸 수 있도록 하는 비결은 튼튼하고 두꺼운 뼈에 임플란트가 잘 붙는 것입니다. 그러나 건강한 치아를 뽑고 임플란트를 심는 경우는 드뭅니다. 보통 치아가 흔들리거나 치아 주변에 염증이 생겨 이를 뽑고 임플란트를 생각하게 됩니다. 치아가 흔들리거나 염증이 있다는 것은 치아를 둘러싼 뼈가 줄어들었음을 의미합니다. 그래서 임플란트를 해야 하는 경우, 뼈이식을 약간이라도 해야 할 때가 많습니다.

　이식한 뼈이식제는 보통 3~6개월 동안 점차 환자 자신의 뼈처럼 단단해집니다. 이는 마치 지렁이가 흙을 먹고 지나가면서 토양을 비옥하게 만드는 것과 같습니다. 우리 몸의 뼈를 만드는 세포가 이식한 뼈이식제를 먹고 처리하여 자신의 뼈로 바꿉니다.

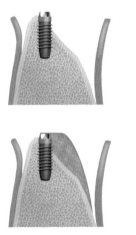
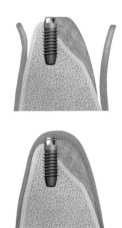

뼈이식 수술의 종류

뼈이식은 크게 일반적 뼈이식, 골유도재생술, 상악동거상술 세 가지로 나눌 수 있습니다.

1. 일반적 뼈이식

일반적 뼈이식은 통상 뼈이식량이 많지 않을 때 시행합니다. 임플란트 주변의 울퉁불퉁한 뼈를 채우거나, 발치 후 뼈가 잘 생성되도록 빈틈을 뼈이식제로 메우는 방법입니다.

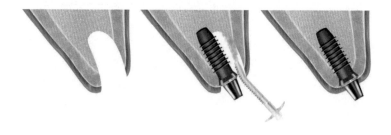

뼈이식 수술에 사용하는 뼈는 어디에서 오나요?

임플란트 수술 시 사용하는 뼈이식제는 주로 동물이나 사람의 뼈를 기증받아 만듭니다. 이러한 뼈들은 감염이나 면역 반응을 일으키지 않도록 특수한 과정을 거쳐 처리됩니다. 이 과정을 통해 이식된 뼈가 몸에서 안전하게 받아들여질 수 있습니다.

또한, 화학적으로 합성된 뼈이식제도 사용할 수 있습니다. 합성 뼈이식제는 인공적으로 만들어졌지만, 실제 뼈와 유사한 역할을 수행할 수 있습니다. 뼈이식제는 여러 종류가 있으며, 각각 장단점이 다릅니다. 따라서 의사는 환자의 상태에 맞춰 가장 적합한 뼈이식제를 선택합니다.

임플란트 수술 중에 환자 자신의 뼛조각이 조금 나오면, 이를 뼈이식제로 함께 사용할 수 있습니다. 자신의 뼈는 이식제 중에서 가장 좋은 선택입니다. 이는 자신의 뼈가 몸에서 가장 잘 받아들여지고, 새로운 뼈로 쉽게 전환될 수 있기 때문입니다.

그러나 수술 중에 충분한 양의 뼈를 얻기 위해 수술 범위를 넓히는 것은 부담이 될 수 있습니다. 따라서 일반적으로 제품화되어 있는 뼈이식제를 사용하게 됩니다.

종합적으로, 임플란트 수술에서 뼈이식제는 중요한 역할을 합니다. 각기 다른 종류의 뼈이식제는 환자의 상태와 필요에 따라 신중하게 선택되고, 이러한 이식제를 통해 임플란트가 안정적으로 자리 잡을 수 있게 됩니다.

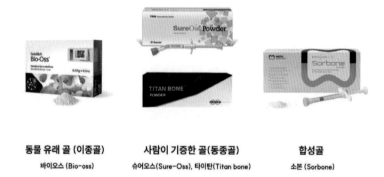

동물 유래 골 (이종골)
바이오스 (Bio-oss)

사람이 기증한 골(동종골)
슈어오스(Sure-Oss), 타이탄(Titan bone)

합성골
소본 (Sorbone)

- 동물 유래 골(이종골): 바이오스(Bio-Oss)

- 사람이 기증한 골(동종골): 슈어오스(Sure-Oss), 타이탄(Titan bone)
- 합성골: 소본(Sorbone)

2. 골유도재생술

골유도재생술은 임플란트를 위한 뼈의 두께나 크기가 충분하지 않을 때 시행됩니다. 쉽게 말해, 임플란트를 심기 위해 필요한 뼈가 부족할 때 사용하는 방법입니다. 이 방법에서는 뼈이식제와 함께 뼈가 잘 자랄 수 있도록 특수한 막을 사용합니다. 이 막은 이식한 뼈가 흡수되지 않도록 하고, 새로운 뼈로 변할 수 있도록 도와줍니다.

골유도재생술을 할 때는 일반적인 뼈이식보다 더 많은 양의 뼈이식제가 필요할 때가 많습니다. 이렇게 하면 임플란트를 심기에 충분한 뼈를 확보할 수 있습니다. 골유도재생술은 뼈이식제와 특수한 막을 함께 사용하여, 부족한 뼈를 보충하고, 이식된 뼈가 자연스럽게 자신의 뼈로 바뀌도록 도와줍니다.

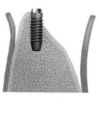
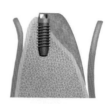
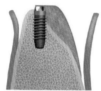
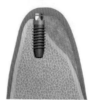

Check 뼈이식의 성공률

뼈이식 수술을 받으실 때, 이식된 뼈가 모두 본인의 뼈로 완전히 변하지는 않을 수 있다는 점을 아는 것이 중요합니다. 대부분의 경우, 이식된 뼈는 시간이 지나면서 약 20%에서 50% 정도가 흡수될 수 있습니다. 경우에 따라, 이식된 뼈가 100% 모두 흡수될 수도 있습니다.

어떤 요소들이 영향을 미칠까요?
이식된 부위의 위치가 영향을 미칩니다. 예를 들면, 앞니 부위에서 통상 이식된 뼈의 흡수가 많습니다.
기저질환. 예를 들어, 당뇨가 있으신 분들도 이식된 뼈의 흡수량이 많습니다.
흡연은 뼈 흡수를 야기하는 가장 강력한 요인입니다. 흡연량이 많을 경우 이식한 뼈가 100% 모두 흡수될 수 있습니다. 임플란트 실패율도 4배 이상 높아집니다.

이러한 점들을 고려할 때, 의사와 환자 모두의 협력이 필요합니다. 의사는 뼈가 잘 자리 잡을 수 있도록 적절한 시술과 후속 관리를 제공하며, 환자는 건강을 잘 관리하고 의사의 지시를 잘 따라야 합니다.

당신이 궁금한 임플란트

뼈이식이 얼마큼 필요한가요?

임플란트를 오랜 기간 동안 안정적으로 사용하기 위해서는, 임플란트 나사 주변에 최소 1mm 이상의 튼튼하고 건강한 뼈가 필요합니다. 이 뼈는 임플란트가 확실하게 자리 잡을 수 있도록 도와줍니다.

하지만 뼈이식 수술을 진행할 때, 이식한 뼈가 시간이 지나면서 일부 흡수될 수 있음을 염두에 두어야 합니다. 따라서, 뼈이식을 할 때에는 충분히 두꺼운 뼈를 이식하는 것이 중요합니다. 이식한 뼈가 흡수되더라도, 최소한 1mm 이상의 튼튼한 뼈가 남아 있어야 임플란트가 안정적으로 자리 잡을 수 있습니다.

이러한 점을 고려하여, 임플란트를 오랫동안 잘 사용하기 위해서는 뼈이식이 충분히 두껍고 튼튼하게 이루어져야 합니다.

3. 상악동거상술

상악동거상술은 위턱 어금니 부분에 임플란트를 식립할 때 필요한 경우가 많습니다. 위턱 어금니 부분의 뼈 안쪽에는 얇은 막으로 둘러싸인 빈 주머니가 있습니다. 이 빈 주머니는 코와 연결되어 있으며, 이를 부비동 또는 상악동이라고 부릅니다. 우리가 흔히 '축농증'이라고 부르는 현상이 발생하는 곳도 바로 이 부비동입니다.

임플란트를 심기 위해서는 임플란트 픽스처(나사) 주변을 뼈가 완전히 둘러싸고 있어야 합니다. 상악동거상술은 상악동을 둘러싸고 있는 얇은 막을 밀어내어 공간을 만들고, 이 공간에 뼈이식제를 채우는 수술입니다. 이 얇은 막은 삶은 계란의 껍질을 벗길 때 나오는 막처럼 매우 얇고 쉽게 찢어질 수 있습니다.

상악동거상술의 핵심은 이 얇은 막을 찢지 않고 밀어내어 충분한 양의 뼈를 이식하는 것입니다. 이 과정을 통해 임플란트 식립에 필요한 충분한 뼈를 확보할 수 있습니다.

심화 수직 vs 측방 상악동거상술

수직 상악동거상술은 통상 뼈이식량이 많지 않고, 수술 범위가

작을 때 시행합니다. 일반적으로 뼈의 두께가 4~5mm 이상인 경우에 주로 사용됩니다.

이 방법은 임플란트를 식립하기 위해 만든 구멍을 통해 상악동의 얇은 막을 밀어내고, 그 공간에 뼈이식제를 넣는 방식으로 진행됩니다. 이를 통해 상악동 내에 충분한 뼈를 확보하여 임플란트가 안정적으로 자리 잡을 수 있도록 합니다.

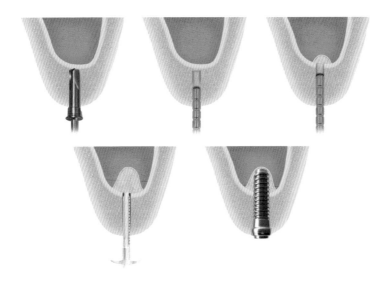

측방 상악동거상술은 뺨 쪽에 뼈이식을 위한 구멍을 만들어, 이 구멍을 통해 상악동의 얇은 막을 들어 올리고 뼈이식을 시행하는

방법입니다. 이 방법은 뼈이식량이 많고, 수술 범위가 클 때 주로 사용됩니다.

측방 상악동거상술은 뼈이식을 위해 별도의 구멍을 만들기 때문에 대량의 뼈이식을 더 쉽게 수행할 수 있다는 장점이 있습니다. 이를 통해 상악동 내에 충분한 뼈를 확보하여 임플란트가 안정적으로 자리 잡을 수 있도록 합니다.

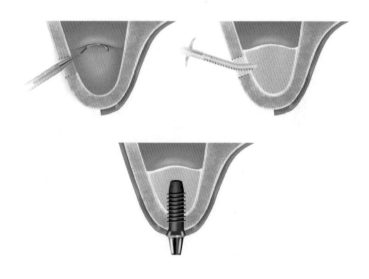

심화 PRF(자가혈세포치료, Platelet-Rich Fibrin)를 이용한 뼈이식술은 뭔가요?

PRF는 환자 자신의 혈액에서 혈소판과 백혈구를 추출하여, 뼈이식 시 함께 사용하는 술식입니다. PRF에는 고농축된 각종 성장 인자가 포함되어 있어, 뼈이식을 촉진하고 성공률을 높이는 큰 장점이 있습니다. 또한, 100% 본인 혈액에서 유래한 물질을 사용하기 때문에 특별한 부작용이 없습니다.

PRF는 많은 양의 뼈이식이 필요하거나, 어려운 뼈이식 부위에 사용하여 뼈이식의 예후를 좋게 할 수 있습니다.

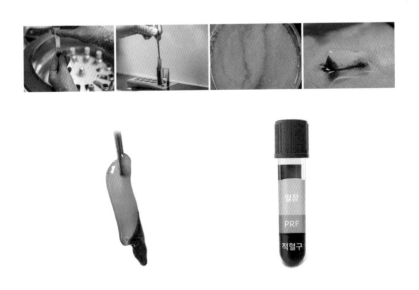

언제 임플란트를 심을까?

● 일반적 임플란트 시기

과거에는 치아를 뽑은 후, 해당 부위의 뼈 변화와 잇몸이 차오른 뒤(통상 3~6개월 후)에 임플란트 수술을 시행하는 경우가 대부분이었습니다. 그러나 최근에는 치아를 뽑은 직후 즉시 임플란트를 심는 경우가 점점 더 많아지고 있습니다.

● 치아를 뽑고 바로 심는다: 발치 즉시 임플란트

치아를 뽑고 바로 임플란트를 심는 방법을 발치 즉시 임플란트라고 합니다. 발치 즉시 임플란트는 발치 후 기다리지 않고 임플란트를 식립해도 예후가 좋다는 연구 결과가 많이 보고되었습니다. 이 방법은 장단점이 확실히 있습니다.

- 단점

- 뼈의 변화 예측: 발치 후 뼈의 변화가 발생하는데, 이를 예측해서 임플란트 위치를 정확히 결정해야 합니다.
- 틈 발생: 임플란트의 크기가 치아 뿌리의 크기보다 작기 때문에 발치한 공간과 임플란트 사이에 틈이 발생할 수 있으며, 이 부위에 뼈이식을 필요로 하는 경우가 많습니다.
- 수술의 어려움: 수술 부위가 울퉁불퉁해서 수술이 어렵고, 잇몸을 잘 봉합하기 어려울 수 있습니다.

- 장점

- 수술 횟수 감소: 발치 즉시 임플란트를 식립하면 수술 횟수가 줄어듭니다.
- 치료 기간 단축: 발치 후 3~6개월을 기다리지 않기 때문에 임플란트 치료 기간이 짧아집니다.
- 뼈 변화 예방: 환자에 따라 발치 후 3~6개월 동안 뼈가 차오르는 경우도 있지만, 급속도로 뼈가 흡수되는 경우도 있습니다. 특히 앞니 부분에서 이런 경우가 많습니다. 발치 즉시 임플란트는 이러한 뼈 흡수를 예방할 수 있습니다.

단점의 대부분은 수술상의 어려움에서 기인하기 때문에, 충분한 경험이 있는 전문의가 시행한다면 동일하게 좋은 결과를 얻을 수 있습니다.

어떤 임플란트를 심을까?

임플란트 회사는 매우 많으며, 각 회사별로 다양한 제품이 출시되고 있습니다. 이러한 다양성 때문에 환자분들이 적합한 임플란트를 선택하는 것이 매우 어려울 수 있습니다. 또한, 임플란트 가격도 제품별로 천차만별이기에 그 차이가 무엇인지 궁금해하는 경우가 많습니다.

기본적으로는 의사가 추천해 주는 임플란트가 환자분께 적합한 제품이라고 생각합니다. 하지만 환자분들도 기본적인 정보를 알고 있다면, 의사의 설명을 더 잘 이해하고, 더 나은 결정을 내릴 수 있을 것입니다. 따라서 임플란트의 차이에 대해 소개해 드리고자 합니다.

비싼 임플란트는 뭐가 다른가요?

비싼 임플란트는 3가지가 다릅니다. 표면, 강도, 브랜드.

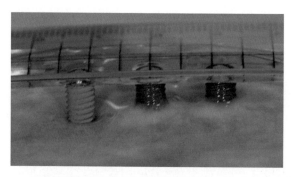

임플란트 표면별로 어떤 차이를 보이는지 딸기 우유에 담가서 실험한 영상.
전체 영상은 QR을 참고

1) 표면

완전히 동일한 디자인에 표면만 다른 임플란트 3종류를 준비했습니다. 피와 유사한 점도를 가진 딸기우유에 임플란트를 담갔을 때, 왼쪽 임플란트는 우유를 밀어내고, 나머지 두 개의 임플란트는 딸기우유를 빨아들입니다.

왼쪽 임플란트는 기본 표면 모델입니다. 오른쪽 두 개의 임플란트는 특수 처리된 고급 표면 모델입니다. 오른쪽처럼 친수성이 크고 생체친화성이 높은 임플란트는 뼈와 더 빨리 잘 붙습니다. 이를 통해 임플란트 치료 기간이 단축되고 예후가 더 좋아집니다. 앞의 사진은 제가 직접 실험한 내용으로, 유튜브 영상으로 실험 전 과정을 보실 수 있습니다.

2) 강도

제품에 따라 내구성에 차이가 있을 수밖에 없습니다. 임플란트는 고기를 찢는 강한 힘을 지속적으로 받아야 하기에 강도가 높은 임플란트일수록 임플란트가 망가질 걱정 없이 오랫동안 문제없이 사용할 수 있습니다. 씹는 힘과 동일하지는 않지만 망치로 임플란트를 내려쳤을 때 임플란트별로 내구성이 어떤지 직접 실험한 결과를 보여 드립니다.

동일한 힘으로 임플란트를 내려쳤을 때, 다음과 같은 차이가 나타납니다. 가장 오른쪽 임플란트는 깨지고 크게 찌그러졌습니다.

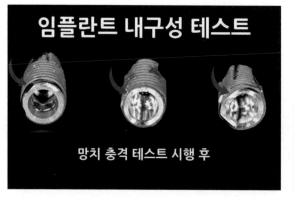

임플란트 내구성 테스트

망치 충격 테스트 시행 후

반면, 왼쪽 두 개의 임플란트는 미세하게 긁히고 연마되기는 했지만, 원래 형태를 잘 유지하고 있습니다.

임플란트를 선택할 때 내구성은 매우 중요한 요소입니다. 내구성이 높은 임플란트는 장기적으로 안정적인 결과를 제공할 수 있습니다.

3) 브랜드

워낙 많은 TV 광고가 나오고 있기에, 이제는 환자분들도 임플란트 브랜드 1~2개 정도는 알고 계십니다. 국내에 약 50개 정도의 임플란트 회사가 있고, 해외의 브랜드까지 생각하면 수도 없이 많은 브랜드가 있습니다. 여기에서는 가장 많이 사용되는 임플란트 회사 몇 개만 소개하겠습니다.

당신이 궁금한 임플란트

- **오스템 임플란트**

　국내 및 세계 판매량 1등 임플란트 회사로, 1997년에 설립되었습니다. 다양한 임플란트 제품을 제공하며, 가상 대표적인 제품군은 TS 디자인 임플란트입니다. TS 디자인에 임플란트 기본 표면인 SA 표면은 우수한 생체 적합성과 골유착을 유도합니다. 기본 SA 표면보다 임플란트 치료기간을 단축시키고, 골유착을 촉진하는 BA 와 SOI 표면으로 업그레이드한 제품은 더 좋은 치료결과를 보여 주고 있습니다. 제가 생각하는 오스템 임플란트의 가장 큰 메리트는 워낙 많이 사용하는 제품이기에 의사도 병원도 이 제품에 익숙해져 있다는 점입니다. 보철제품이나 기구들도 오스템 임플란트에 적합성이 좋은지를 먼저 고려해서 개발되다 보니, 어떤 장비를 사용해도 호환이 용이합니다.

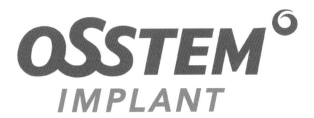

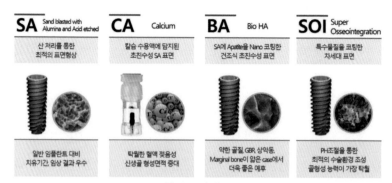

SA	Sand blasted with Alumina and Acid etched	CA	Calcium	BA	Bio HA	SOI	Super Osseointegration

산 처리를 통한 최적의 표면형상 / 칼슘 수용액에 담지된 초친수성 SA 표면 / SA에 Apatite을 Nano 코팅한 건조식 초친수성 표면 / 특수물질을 코팅한 차세대 표면

일반 임플란트 대비 치유기간, 임상 결과 우수 / 탁월한 혈액 젖음성 신생골 형성면적 증대 / 약한 골질, GBR, 상악동, Marginal bone이 얇은 case에서 더욱 좋은 예후 / PH조절을 통한 최적의 수술환경 조성 골형성 능력이 가장 탁월

출처 : 오스템임플란트

• 메가젠 임플란트

2002년에 설립된 한국의 임플란트 회사로, 훌륭한 내구성과 혁신적인 기술력을 자랑합니다. 대표적인 제품 라인은 블루 다이아몬드 임플란트로, 이 제품은 타 제품에 비해 2배 정도 강한 강도를 가지고 장기간 사용 시 임플란트가 부러지는 현상을 예방하고 있습니다. 또한 우수한 표면처리 기술로 치료기간을 줄입니다. 저는 강한 강도 때문에 메리트가 있는 회사라고 생각합니다. 환자에 따라 좁은 뼈를 가지고 있을 때 어쩔 수 없이 얇은 임플란트를 선택해야 하는 상황이 많습니다. 하지만 얇은 임플란트를 심은 경우 환자분이 몇 년 후에 임플란트가 부러졌다고 다시 내원하는 상황이 생길 수 있어 불안합니다. 블루 다이아몬드 임플란트는 이런 걱정을 덜어줄 수 있기에 좋다고 생각합니다.

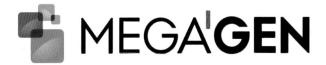

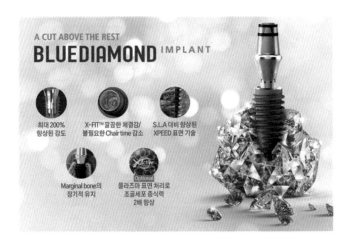

- **스트라우만 임플란트**

스위스에 본사를 둔 글로벌 임플란트 제조 회사로, 1954년에 설립되었습니다. 세계 매출 1등 임플란트 회사로 널리 알려져 있으며, 임플란트 표면의 기준이 되는 SA 표면의 원천기술을 개발한 회사입니다. 대표적인 임플란트 라인은 Roxolid SLA 임플란트입니다. 이 제품은 특수합금을 사용하여, 일반 임플란트보다 2배 강한 내구성을 가지고 있습니다. 또 우수한 생체 적합성으로 장기간의 신뢰성을 자랑합니다. 신뢰성, 내구성, 생체적합성이 탁월하다는 장점을 가지고 있으나, 국내에서 사용량이 많지 않아 호환성이 떨어진다는 단점을 가지고 있습니다.

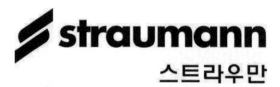

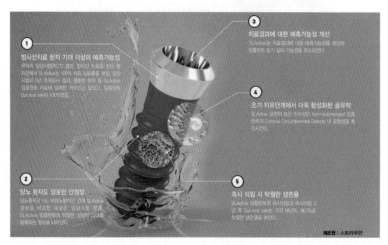

당신이 궁금한 임플란트

• 덴티움

2000년에 설립된 국내 임플란트 제조 회사로, 품질과 안전성을 갖춘 다양한 임플란트 제품을 제공합니다. 덴티움의 주요 제품 라인으로는 SuperLine과 NR Line이 있으며, 특히 SuperLine은 초기 고정력과 안정성을 강조한 제품입니다.

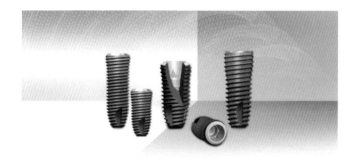

디지털 임플란트, 임플란트 가이드, 네비게이션 임플란트란 뭔가요?

디지털 임플란트, 임플란트 가이드, 네비게이션 임플란트는 같은 의미를 갖고 있습니다.

디지털 임플란트는 가이드를 디지털로 만들어 임플란트 수술을 시행하는 것을 말합니다. 여기서 가이드란, 마치 선을 그을 때 자를 대고 긋게 되면, 선을 보다 편하게 그을 수 있는 것처럼, 가이드는 수술에 사용하는 자라고 생각하면 좋습니다. 마치 네비게이션이 안 내해 주는 것처럼 수술할 수 있다는 의미에서 네비게이션 임플란트 라고도 불립니다.

환자분의 CT 디지털 정보를 이용하여, 컴퓨터로 임플란트 위치에 대해 모의수술을 시행하고, 모의수술한 것을 구현할 가이드를 제작합니다. 디지털 임플란트의 장점으로는 임플란트 위치를 보다 정확하게 할 수 있다는 점, 경우에 따라서 무절개나 최소절개로 수술할 수 있다는 점이 있습니다. 단점은 임플란트 가이드를 제작하

당신이 궁금한 임플란트

기 위해서 시간과 비용이 발생한다는 점. 그리고 가이드가 있다고 할지라도 여전히 오차가 완전히 없는 것이 아니기에 상황에 따라 기존 임플란트 수술 방식과 같이 수술해야 하는 경우가 있을 수 있다는 점이 있습니다.

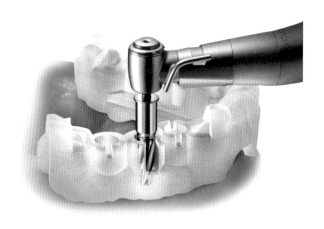

임플란트 수술 후

임플란트 치료기간 중 환자분들이 가장 힘들어하시는 기간이면서 가장 많은 합병증이 발생할 수 있는 기간입니다. 예방 가능한 합병증을 이겨 내는 법을 자세히 알려 드리겠습니다.

임플란트 수술 후 주의사항

1. 지혈

말을 하지 말고, 의사가 물려 준 상태로 거즈를 2시간 동안 꽉 물어 주세요.

거즈는 치아가 아닌 수술한 잇몸이 눌리도록 물어야 합니다. 거즈를 뺀 후에도 피가 난다면, 뺀 거즈를 1~2시간 더 물어 주세요. 아스피린과 같은 혈전용해제를 복용 중이신 경우에도 1~2시간 더 물어 주세요.

피가 멈추지 않아 응급실로 오는 경우가 있습니다. 응급실에서 근무한 제 경험상 피가 나는 곳이 아닌 다른 곳에 물고 있는 경우가 많습니다. 수술한 잇몸이 잘 눌릴 수 있게 해 주세요.

스물스물 피가 난다면 주무실 때도 거즈를 좀 더 물고 있으시면 됩니다.

다만, 4시간 이상 거즈를 물고 있었음에도 불구하고, 피가 펑펑 나온다면, 병원에 내원하여 확인을 받는 것이 좋습니다. 수술한 병원이 열고 있는 시간대라면 수술한 병원을 내원하시는 것이 좋고, 새벽이라면 응급실에 내원하실 수 있습니다. 치과대학병원은 치과 응급실을 운영하고 있으므로, 가까운 치과대학병원 응급실을 찾으시는 것이 좋습니다. 만약 치과대학병원이 너무 멀다면, 일반 응급실에 내원하셔도 좋습니다.

2. 피와 침 삼키기

피와 침은 뱉지 말고 삼키세요. 수술 후 하루 정도는 피 맛이 날 수 있습니다. 피를 뱉는 힘 때문에 출혈이 더 생길 수 있습니다. 뱉어서 얼마나 피가 나오나 계속 확인하시는 분들이 있습니다. 뱉어서 보면 피가 엄청 나오는 것처럼 보입니다. 침과 피가 섞여서 많아 보이는 겁니다. 뱉어서 확인하려고 하지 마시고, 나오는 피와 침은 가볍게 삼켜 주세요.

3. 수술 부위 건드리지 않기

손가락이나 혀로 건드리지 마세요. 수술 부위를 손가락이나 혀로 건드리면 상처가 덧날 수 있습니다. 수술 부위가 궁금해도 일주일 동안은 상처가 나을 수 있게 시간을 주세요.

뼈이식을 한 경우 수술 부위가 불룩한 느낌이 들 수 있습니다. 누르거나 만지면 뼈이식한 부위가 터지거나 원치 않는 형태로 바뀔 수 있으니 가만히 두세요. 이식한 뼈는 3~4개월에 걸쳐 자신의 뼈로 바뀌고, 그 과정에서 흡수가 일어납니다. 지금 불룩한 느낌이 들어도 시간이 지나면 자연스러워질 것입니다.

4. 얼음 찜질

얼음 찜질은 10분 하고 10분 쉬는 방법으로, 수술 다음 날까지만 하세요. 얼음이나 아이스크림처럼 찬 것을 드시는 것도 좋습니다. 얼음찜질은 수술 직후 통증 감소와 붓기 감소를 위해 합니다. 하지만 얼음찜질을 계속하게 되면, 혈액순환이 떨어진다는 단점이 있습니다. 그렇기에 수술 3일 차부터는 얼음찜질을 하지 않는 것이 좋습니다.

오히려 수술 3일 차부터는 핫팩으로 따뜻한 찜질을 해 주는 것이 좋습니다. 핫팩은 혈액순환을 촉진해서, 붓기를 빼는 데 도움이 됩니다.

수술 후 3일 차부터 통증이 줄어드는 것이 정상입니다. 3일 차 이후부터 통증이 더 심해지는 경우 얼음찜질을 다시 하시는 경우가 있는데 이는 좋지 않은 선택입니다. 3일 차 이후부터 통증이 더 심해진다는 것은 감염이나 염증의 초기 증상일 수 있습니다. 병원에 방문하여, 진찰과 소독을 받는 것을 권유 드립니다.

5. 빨대 사용 금지

빨대는 절대 사용하지 마세요. 빨대를 사용하면 지혈된 부위의 피떡이 떨어질 수 있습니다. 이로 인해 다시 출혈이 시작되며 치유가 느려질 수 있습니다. 음료를 드실 때 컵에 따라 드세요. 식사하실 때는 숟가락으로 드세요.

6. 양치와 가글

수술 부위를 제외하고 양치하세요.

처방된 가글액을 매일 2번 아침저녁으로 사용하세요. 추가로 매일 식염수나 생수로 가볍게 500ml 정도 가글을 해 주세요. 가글할 때는 볼을 부풀리지 말고, 가볍게 머금고 고개를 좌우로 흔들었다가 가볍게 뱉어 주세요. 세게 가글하면 꿰맨 부위가 터지거나 자극이 가해질 수 있으니, 가볍게 자주 해 주는 것이 좋습니다. 다시 강조 드립니다. 가글은 가볍게 물을 머금고 있다가 가볍게 뱉는 느낌으로 살살, 다만 자주 해 주는 것이 좋습니다.

가글을 좀 더 좋은 걸로 하고 싶으신 분들은 약국에서 식염수를 사서 가글액으로 사용하시는 것이 좋습니다. 가그린이나 리스테린 같은 구취예방 가글액은 자극적이어서, 상처가 있을 경우 통증을 유발할 수 있습니다. 가장 생체 친화적인 식염수로 헹구는 것이 좋습니다.

7. 통증관리

저의 경우 통증이 심할 경우 추가로 드실 진통제를 같이 처방하는 편입니다. 추가 진통제를 처방받으셨다면 통증이 심하실 때 드시면 됩니다. 추가 진통제를 처방받지 못하셨다면, 약국에서 쉽게 구매할 수 있는 타이레놀을 사 드시면 좋습니다. 부프펜 계열 (NSAIDs) 진통제를 치과에서 처방받으셨다면, 타이레놀을 추가로 드시면 시너지 효과가 있습니다. 만약 처방받은 진통제가 아세트아미노펜이라고 적혀 있다면, 부루펜 계열의 진통제를 드시면 좋습니다. 처방받은 약이 어떤 약인지 확인이 어렵다면, 타이레놀은 통상 안전한 약물에 속하므로, 타이레놀을 추가로 드시는 게 좋습니다.

8. 음식 섭취

수술 당일은 죽을 드세요. 맵고 단단한 음식은 일주일간 피하세요. 식사를 잘 못 하므로 스포츠 음료(포카리스웨트, 게토레이), 우유(두유), 유동식(뉴케어) 등을 이용하여 충분한 수분과 영양을 섭취하세요.

⊘ 피해야 할 음식

• 자극적인 음식

예를 들면 매운 음식, 짠 음식, 신 음식, 뜨거운 음식이 있습니다. 상처에 고춧가루처럼 자극적인 음식이 닿게 되면, 통증 유발을 하게 되고, 상처 회복에도 좋지 않습니다. 상처 부위가 나을 때까지 자극이 가해지면 회복이 지체되는 만큼 실밥을 풀 때까지 자극적인 음식을 피해 주세요.

• 단단한 음식

과자처럼 단단한 음식을 먹다가 입천장이 까져 본 적 다들 한 번

쯤은 있으실 것입니다. 상처가 있는 부위는 연약하기에 단단한 음식이 닿으면 나았던 부위에 다시 상처가 쉽게 생깁니다. 그만큼 치유는 더뎌질 수 있습니다.

• 통깨 형태

통깨나 참외씨 같은 형태의 음식물은 피하세요. 이를 뽑은 자리나 수술부위에 잘 들어가는 데 반해, 가글을 열심히 해도 잘 나오지 않을 수 있습니다. 염증이 생긴 환자들 중 통깨나 참외씨가 뼛속에 박혀 있는 경우가 있습니다. 이런 형태의 음식을 피하세요.

☑ 추천하는 음식

• 부드러우면서 고단백, 고열량인 음식

씹지 않고 삼켜도 소화가 잘되는 음식들이 있습니다. 죽처럼 곱게 갈려 있는 음식이 대표적이죠. 문제는 죽이 배가 너무 빨리 꺼지고, 열량이 적다는 점입니다. 저도 입안 수술을 받고 죽만 먹었더니, 기운도 없고, 살이 쭉쭉 빠지는 경험을 한 적이 있습니다. 다들 아시다시피 상처가 회복되려면, 충분한 열량과 영양소를 섭취해 주는 것이 매우 중요합니다. 특히나 임플란트처럼 장기간 치료를 요하는 치료에 있어서 이 점은 아주 중요합니다. 추천할 만한 음식의 예를 소개해 드리겠습니다.

- **죽, 소프트밀**

햇반이나 양반이라는 브랜드 등으로 죽과 소프트밀(연식)이 출시되고 있습니다. 기초 식사로 이런 제품을 먹는 것을 추천 드립니다. 흰죽보다는 갈려 있는 고기나 해산물을 포함하여, 단백질 섭취도 충분히 될 수 있는 것을 추천합니다.

- **부식류들**

순두부, 매시포테이토(으깬 감자), 고구마무스, 에그마요, 참치간장, 참치마요, 베이크드빈, 단호박 으깬 샐러드, 유제품(요거트, 치즈)과 같은 식품은 단백질을 포함하고, 부드럽고 고열량이라는 장점을 가지고 있습니다. 무엇보다도 구매하여 바로 섭취할 수 있다는 편리성을 가지고 있기에 추천 드립니다.

- **유동식 제품**

전혀 저작활동이 되지 않는 환자분들을 위해 마시는 형태로 영양을 섭취하는 것을 유동식이라고 합니다. 예를 들면 뉴케어나 그린비아 등이 있습니다. 영양적으로 균형 잡혀 있기에 구강 수술 후 식사를 대체하거나 간식으로 드시는 것은 아주 좋은 선택입니다. 특히 당뇨 환자분들을 위해 따로 제품이 출시되고 있기에, 당뇨가 있으신 분들이라면, 당뇨 환자를 위한 제품을 구매하여 섭취하시는 것을 추천 드립니다.

• 보충제

한식 식단 특성상 단백질이 부족한 경우가 많습니다. 특히 부드러운 식단일수록 질긴 고기류가 빠져 있기에 단백질 섭취가 매우 제한됩니다. 요즘 고령자를 위하여, 많은 식품회사에서 단백질 보충제를 출시하고 있습니다. 셀렉스 프로핏, 하이뮨 프로틴 밸런스 등과 같은 제품이 있으므로, 간식용으로 추가적으로 드시는 것을 추천 드립니다.

과일로는 바나나, 골드키위같이 부드럽고, 너무 시지 않은 과일을 추천합니다.

⊘ 요리해서 드실 때 추천

상실된 치아의 개수가 많을수록 치아의 본래 역할인 음식을 잘게 부수는 역할을 못 하므로, 요리과정에서 잘게 부수는 과정을 거치는 게 좋습니다. 칼을 이용하여 잘게 다지는 것이 기본이 될 것이지만, 워낙 손이 많이 가기에 요리과정에서 믹서기를 자주 사용하는 게 좋습니다.

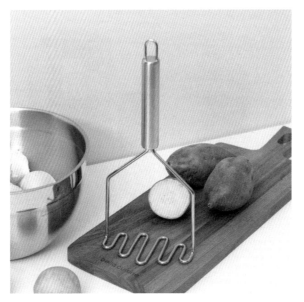
감자 으깨기

또 중요한 요리기구인 '감자 으깨기'를 구매하는 것을 추천 드립니다. 감자, 고구마, 계란, 새우, 참치, 연어 등 드실 식재료를 으깨기를 이용하여 요리하시면, 드시기에 매우 용이합니다. 구매하기 부담스러우시다면, 포크를 이용하여 으깰 수 있습니다.

소고기, 돼지고기 다짐육을 구매해서 각종 양념을 하시면 반찬으로 아주 좋습니다.

부드럽고 영양이 풍부한 두부와 계란찜도 좋은 반찬이 됩니다.

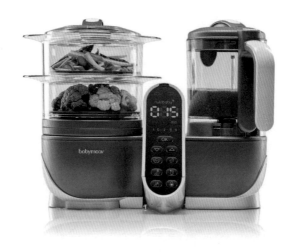

　전체 임플란트처럼 장기간 치료를 요하는 치료를 받으실 때는 이유식 기계 하나 정도 구매하는 것도 추천 드립니다. '베이비무브 이유식마스터기'와 같은 이유식조리기는 찜과 믹서기를 한 번에 구비하고 있어서, 식사를 준비하기에 매우 용이합니다. 어린아이들이 치아가 없을 때 먹는 이유식은 치아가 불편한 어르신에게도 아주 좋은 선택지입니다. 이유식으로 추천되는 음식 모두 임플란트 수술 후 드시기 좋은 음식이라고 생각하셔도 됩니다.

　제가 음식에 대해 자세히 기술한 이유는 장기간 임플란트 치료를 받으시면서, 환자분들이 기운이 없으시고, 살도 많이 빠지는 것을 상당히 많이 봐 왔기 때문입니다. 특히 연세가 많으신 분들이 이런 과정에 기력이 많이 쇠하십니다. 잘 드셔야지 회복도 잘되는 것이기에, 부디 잘 챙겨 드실 수 있으면 좋겠습니다.

9. 금연 및 금주

담배와 술은 7일간 금지입니다. 특히 담배는 치조골염을 유발하여 극심한 통증을 유발할 수 있습니다.

담배는 절대 피우지 말아야 합니다. 어떻게든 참으세요. 치조골염은 극심한 통증을 유발하며, 진통제 주사를 맞아도 통증이 가시지 않을 수 있습니다. 가능하면 7일간 금연하고, 정말 참을 수 없다면 적어도 수술 3일 후에 딱 1개피만 피우세요. 임플란트 치료기간 중 흡연은 임플란트 실패율을 극적으로 높입니다.

흡연이 임플란트에 나쁜 이유?

잇몸 점막을 통해 니코틴이 흡수되고 혈관을 수축시킵니다. 혈류가 감소되어 뼈와 점막에 충분한 산소와 영양분을 공급하지 못하게 됩니다. 임플란트가 뼈와 붙는 과정이나, 점막이 찢어졌다가 다시 회복하는 과정에서 많은 산소와 영양분을 필요로 하는데 피를 타고 오는 산소와 영양분이 줄어듭니다. 산소와 영양분을 심하게 공급받지 못하면, 회복해야 할 상처가 괴사해 버리는 경우도 있습니다.

수술과정에서 필연적으로 상처가 생깁니다. 그런데 입안에 세균들이 엄청 많습니다. 이 세균들이 수술부위로 들어옵니다. 백혈구를 비롯한 면역물질, 환자분이 드신 항생제가 피를 타고 수술부위로 옵니다. 하지만 담배를 피워서 혈류가 감소하면 백혈구와 면역물질, 항생제가 수술부위로 조금밖에 도달하지 못합니다. 결과적으로 상처 부위가 감염되고, 고름이 차거나, 임플란트가 실패할 가능성이 높아집니다.

임플란트의 성공률은 통상 95% 이상으로 말하고 있으나, 흡연을 할 경우 80~93% 정도로 성공률이 떨어집니다. 다시 말해서 금연 시 실패율 5% 미만에서 흡연 시 최대 20%까지 올라갑니다. 20%라는 수치는 5명 중에 1명은 실패한다는 것으로 무시할 수 없는 수치입니다. 위턱에 심은 임플란트가 아래턱에 심은 임플란트보다 흡연에 더 취약합니다. 뼈이식을 동반한 임플란트 수술에서 뼈이식을 하지 않은 경우 보다 더 취약합니다.

흡연량과 실패율은 비례합니다. 흡연량이 많으면 많을수록 실패율은 더 높아집니다. 흡연을 더 적게 할수록 임플란트에 성공률을 더 높일 수 있다는 것입니다. 완전 금연이 불가능한 상황이라면 최소한으로 흡연하는 것이 성공률을 높이는 데 도움이 됩니다.

해결책은? 금연치료 동반한 수술: 니코틴 패치, 먹는 금연약

금연으로 금단증상이 너무 큰 환자를 위해 조언을 드린다면 니코틴 패치를 사용해 볼 것을 권합니다. 약국에 가면 니코스탑 패치, 엑소덤, 니코레트 같은 니코틴 패치를 판매합니다. 패치를 사용하면 니코틴 중단에 따른 금단증상을 줄여 줄 수 있습니다.

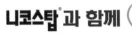
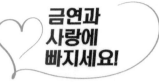
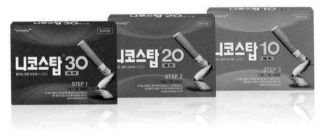

더 이상적으로는 먹는 약인 바레니클린와 부프로피온을 복용하는 것입니다. 저의 경우 환자분이 동의하신다면 금연치료를 병행하고 있습니다. 금연치료를 하는 의사의 진료를 받을 경우 먹는 금연약을 처방받으실 수 있습니다. 건강보험 적용이 되므로 비용도 거의 들지 않습니다. 먹는 약과 니코틴 패치를 병행하면 금단증상이 확연히 줄어듭니다. 금단증상으로 힘드신 경우 꼭 병원을 찾아 주세요.

전자담배 NO! 니코틴 패치 Yes!

전자담배는 괜찮을지 물어보시는 분들도 많은데 구강 점막으로 니코틴이 흡수되는 것은 전자담배도 동일하기 때문에 여전히 나쁩

당신이 궁금한 임플란트

니다. 다만 일산화탄소 및 다른 나쁜 담배 성분의 영향은 줄어들 수 있습니다. 전자담배보다는 앞서 말씀드린 먹는 약과 니코틴 패치를 이용해 주세요.

흡연하는 환자 수술은 달라야 합니다

흡연하는 환자는 수술과정에서도 다르게 수술할 수 있습니다. 흡연에 좀 더 저항성을 가지는 수술 방법이 있기 때문입니다. 임플란트 수술을 할 때 흡연하는 환자에 있어서 1, 2차 수술을 한 번에 하기보다는 2차 수술을 따로 해 주는 것이 성공률을 높입니다.

수술 후 관리

흡연은 임플란트 수술을 받고 난 후에도 장기적으로 임플란트에 악영향을 미칩니다. 흡연 자체가 치주염을 악화시키는데 같은 효과로 임플란트 주위염을 악화시켜서 임플란트의 수명을 줄입니다. 그렇기 때문에 임플란트 수술 받는 계기로 금연할 것을 환자분께 권합니다.

금연은 쉽지 않죠

하지만 금연이 그렇게 쉬운 것이 아니죠. 적어도 꼭 수술 후 실밥을 풀 때까지는 절대적으로 금연을 권고하고, 임플란트가 뼈와 붙는 기간, 다시 말해 보철물이 들어가기 전까지는 금연(불가능하다면 흡연량을 줄여서)해 주셔야 임플란트가 성공적으로 진행될 수 있습니다. 만약 임플란트가 실패하게 된다면, 재수술 과정에서 통증이 또 발생하게 되고, 치료기간도 연장될 수 있기 때문입니다.

상악동거상술 후 주의사항

상악동거상술은 코 주변을 수술한 것이기에 코와 관련된 주의사항이 많습니다. 앞서 소개한 임플란트 수술 후 주위사항에 더불어 아래 주의사항도 지켜 주세요.

수술 후 2~3일은 코피가 날 수 있습니다. 코피가 날 경우 코를 풀지 않고, 나온 피만 가볍게 닦아 주세요.

코와 입의 압력 차이가 발생하는 행동을 모두 하시면 안 됩니다. 코를 푸는 것은 코의 압력이 높아지는 것입니다. 볼을 부풀리면서 가글을 하는 것은 입의 압력을 높이는 행동입니다. 코와 입의 압력 차이가 발생하면, 그 힘으로 인해 수술부위를 통해, 코와 입이 뚫릴 수 있습니다. 수술한 부위가 아무는 데 2주면 충분하기에 딱 2주간만 코와 입의 압력 차이가 발생하지 않게 해 주세요.

〈코와 입의 압력 차이를 만드는 행동들〉

① 재채기, 기침을 할 때 입을 막으면서 하는 것(입을 벌린 채로 기침해 주세요)

② 코를 흥 푸는 것 → 나온 콧물이나 코피를 가볍게 닦아 주세요.

③ 볼을 부풀리면서 가글하기 → 가글을 할 때 가볍게 머금고 있다가 뱉는 수준이면 충분합니다.

호흡이 가빠지는 운동, 특히 수영은 1달간 피해 주세요. 코 안쪽 점막이 상처가 낫는 데 2주 정도 걸리며, 나은 뒤에도 약해져 있는 상태이기에 자극이 오는 것을 한동안 피해 주시는 것이 좋습니다.

2주간, 주무실 때, 베개를 높게 하고 주무셔 주세요. 코에 고여 있는 피가 원활히 나올 수 있게 합니다.

물을 마실 때, 코로 넘어가는 느낌이 든다면, 앞서 말씀드린 이유 등으로 코와 입 사이에 작은 구멍이 생겨 이런 증상을 느끼실 수 있습니다. 이런 느낌이 생기셨다면, 병원에 내원하여 주세요.

만약 수술 후 3일~3주 차 사이 눈 밑 부분이나 광대뼈 부위에 통증이 생기시거나, 불쾌한 냄새, 두통이 생길 경우 빠른 시일 내에 병원에 내원하셔서, 진찰을 받으시는 것이 좋습니다. 이런 증상은

축농증 또는 수술 부위 염증을 의심할 수 있는 증상입니다. 통상 항
생제 치료 등이 필요할 수 있습니다.

1차 수술 후 얼마나 기다리나요?

임플란트는 다리나 팔 골절이 발생한 후 회복하는 것과 매우 비슷합니다. 골절 수술 때 사용하는 나사나 핀의 원리를 턱뼈에 적용한 것이 임플란트이기 때문이죠. 골절 수술 후 통상 2~3개월 깁스를 하여 뼈가 붙을 수 있게 기다려 줍니다.

임플란트도 마찬가지입니다. 아래 턱뼈처럼 굵은 뼈는 통상 3개월을 기다리고, 위턱 뼈처럼 얇은 뼈는 6개월가량 기다려 줍니다.

하지만 뼈이식을 한 경우 시간이 늘어날 수 있습니다. 반대로, 임플란트 표면의 발전으로 첨단 제품을 사용할 경우 1~3개월가량 기간을 단축할 수 있습니다. 임플란트와 뼈가 붙는 시간은 환자별로 차이가 있고, 흡연, 당뇨와 같은 요소에도 영향을 복합적으로 받습니다. 통상 2차 수술 후에 임플란트와 뼈가 얼마나 잘 붙었는지 측정할 수 있는 장비를 이용해 검사를 시행합니다. 검사 결과상 뼈와 임플란트가 충분히 붙었다고 판단되면 본을 떠서 보철물을 만들어 넣게 됩니다.

당신이 궁금한 임플란트

임플란트 2차 수술은 뭔가요?

　1차 수술만 시행했을 경우 임플란트 나사는 뼛속에 묻혀 잇몸 밖으로 전혀 보이는 것이 없습니다. 이런 상태에서는 본을 뜰 수도, 보철물을 연결할 수도 없습니다. 임플란트 나사 위의 약간의 잇몸을 절개하거나 절제하여 금속색의 단추를 달아 주는 것을 2차 수술이라고 합니다. 이 단추를 힐링 어버트먼트라고 부릅니다. 이 단추는 나사 형태로 조여서 연결해 주기에, 양치를 하거나 식사를 할 경우 조금씩 풀리는 경우가 많이 있습니다. 단추가 흔들거리거나 풀렸을 때는 빠른 시일 내에 병원에 내원하여 단추를 다시 조여 주는 것이 좋습니다.

하루 만에 임플란트를 끝낼 수 있다고 들었습니다. 어떻게 가능한가요?

임플란트가 뼈와 붙기 위해서는 힘이 가해지지 않고, 가만히 두는 것이 가장 좋습니다. 뼈와 붙기 전에 충격이 계속 가해지면, 뼈와 붙는 것이 실패할 가능성이 매우 높아지기 때문입니다. 통상 실패 확률이 4~5배 이상 높아진다고 보고되고 있습니다.

하지만 앞니처럼 없으면 일상생활이 너무 어려운 경우, 또는 씹는 힘이 거의 가해지지 않는 부분의 경우 아주 튼튼한 뼈에 임플란트를 심은 경우에 한해서 보철물을 수술 당일에 장착할 수 있습니다. 다만 이 경우에도 하나의 임플란트보다는 여러 임플란트를 묶어서 힘을 나눠 받는 것이 좋습니다.

수술 당일에 보철물을 바로 끼우는 것은 환자나 의사나 너무나도 원하는 치료입니다. 하지만 다리가 부러진 환자가 다리 수술 후에 바로 축구경기를 뛴다면 다리가 잘 낫기 힘들 겁니다. 임플란트 기술이 많이 발전하였지만, 우리 몸의 회복능력은 여전히 제한이 있

습니다. 보철물을 당일에 바로 끼게 될 경우 높은 실패 가능성을 염
두해 두고 진행해야 합니다.

보철과정

임플란트 보철치료의 과정은
어떻게 진행이 되나요?

임플란트를 통한 보철 치료 계획을 세우는 첫 번째 단계는 환자의 턱 위치, 얼굴의 높이, 입술과 근육의 조화를 고려하여 씹기, 말하기, 미소 짓기 등이 잘될 수 있도록 하는 것입니다. 성공적으로 임플란트를 심은 후에는 상부 구조물을 만들기 위해 필요한 정보를 기공소로 보내야 합니다. 이를 위해 임프레션 코핑이라는 부품을 임플란트에 연결하고, 실리콘 등의 재료로 본을 뜨는 방법과 최근에는 디지털 스캐너로 임플란트 위치를 촬영해 데이터를 전달하는 방법이 사용됩니다.

다음으로 임시치아를 언제 장착할지 결정하며, 이는 즉시 장착(수술 1주 이내), 초기 장착(수술 후 1주에서 2개월 이내), 지연 장착(수술 후 2개월에서 6개월 이후)으로 나뉩니다. 환자의 뼈 상태에 따라 장착 시기가 달라지며, 수술 후 평가하여 결정합니다. 임시치아를 장착할 때에는 임플란트 위에 지대주를 연결하고 그 위에 임시치아를 장착하여 씹기, 말하기, 미소 짓기, 치아의 형태, 색상, 잇몸 자극 등을 확인하고 조절합니다. 이를 통해 실제 사용하면서 발생할 수 있는 여러 문제를 조정할 수 있습니다. 임시치아를 통해 확인된 내용을 반영하여 최종 치아를 만들기 위한 본을 다시 뜨고, 이를 바탕으로 최종 보철물을 제작합니다. 마지막으로 씹기, 말하기, 미소 짓기 등을 다시 한번 확인하고 최종 치아를 장착하며, 필요시 작은 조정을 통해 모든 요소가 잘 맞는지 확인합니다.

임플란트 보철물은
어떻게 구강에 장착되는 건가요?

임플란트는 종류와 연결 부위 형태에 따라 다양한 방식으로 장착될 수 있습니다. 일반적으로 임플란트 픽스처와 지대주는 임플란트 나사(지대주 나사)로 기계적으로 연결됩니다. 지대주와 최종 보철물은 구강 내 사용하는 시멘트를 이용하여 합착시키는 경우가 많으며, 나사를 이용하여 지대주와 최종 보철물을 유지하는 방법도 자주 사용됩니다.

임플란트 보철물에는
어떤 것들이 있나요?

임플란트 보철물은 임플란트를 유지하는 방식과 보철물의 형태에 따라 여러 가지로 나눌 수 있습니다.

1) 유지 방식에 따른 분류

- 시멘트 유지형: 보철물을 시멘트(접착제)로 고정하는 방식입니다. 이 방식은 보철물이 단단히 고정되지만, 필요시 제거하기 어려울 수 있습니다.
- 나사 유지형: 보철물을 나사로 고정하는 방식입니다. 이 방식은 보철물을 쉽게 제거할 수 있어 유지관리가 편리하지만, 나사가 보일 수 있습니다.

2) 보철물의 형태에 따른 분류

- 단일 치아 보철물: 하나의 임플란트를 통해 하나의 치아를 대

체하는 경우입니다.

- 브릿지형 보철물: 여러 개의 임플란트를 연결해 여러 치아를 대체하는 경우입니다.

- 부분 틀니형 보철물: 몇 개의 임플란트를 이용해 부분 틀니를 고정하는 경우입니다.

- 전체 틀니형 보철물: 많은 임플란트를 이용해 전체 틀니를 고정하는 경우입니다.

- 하이브리드형 보철물: 고정형과 탈착형이 결합된 형태로, 일부는 고정되어 있고 일부는 탈착 가능한 경우입니다.

- 올온X: 여러 개의 임플란트를 통해 모든 치아를 고정하는 방식입니다.

3) 특별한 경우

- 비슷한 형태의 보철물이라도 사용하는 부품에 따라 다른 보철물로 분류될 수 있습니다.

- 임플란트 보철물의 종류는 환자의 턱뼈 상태, 시간, 예후, 예산, 그리고 치과의사의 치료 방침에 따라 다양하게 선택됩니다.

당신이 궁금한 임플란트

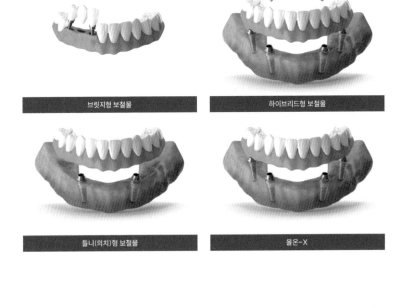

브릿지형 보철물

하이브리드형 보철물

틀니(의치)형 보철물

올온-X

임플란트 진료에는 다양한 디지털 기술이 도입되어 여러 방면에서 큰 장점을 제공합니다. 디지털 기술이 활용되는 주요 영역으로는 인상채득과 보철물 제작이 있습니다. 인상채득의 경우, 기존 방식은 실리콘을 사용하여 본을 뜨는 방식이지만, 디지털 방식은 구강 카메라로 촬영하듯이 스캔하여 구강 내부와 외부의 모델을 디지털로 제작합니다. 이는 구역반사가 심한 환자에게 유리하며, 디지털 파일로 보관, 복사, 수정이 가능하여 자료의 조작과 보관이 용이하다는 장점이 있습니다. 보철물 제작의 경우, CAD/CAM 기술을 통해 컴퓨터로 디자인하고 밀링하여 보철물을 제작하며, 이는 예측 가능한 결과를 제공하고 빠르고 간편하게 보철물을 제작할 수 있으며, 여러 번 재제작이 가능하여 유연하게 대응할 수 있다는 장점이 있습니다. 디지털 기술의 활용 방식은 사용하는 제품, 회사, 치과의사의 접근 방식, 보철물의 종류, 환자의 구강 상태에 따라 다를 수

당신이 궁금한 임플란트

있습니다. 디지털 방식은 자료의 보관과 수정이 용이하고, 빠르고 정확한 제작과 수술이 가능하며, 덜 침습적이고 예측 가능한 결과를 제공합니다. 전통적인 방식은 상황에 따라 더 정밀한 진료가 가능하고, 예지성이 높아 오랫동안 사용된 방법입니다. 임플란트 진료에서는 디지털 방식과 전통적인 방식 모두 장점이 있으므로, 각 환자의 상황에 맞는 최적의 방법을 선택하기 위해 치과의사와의 상담이 중요합니다. 치과의사의 경험과 기술을 바탕으로 환자에게 가장 적합한 치료 방법을 결정하는 것이 중요합니다.

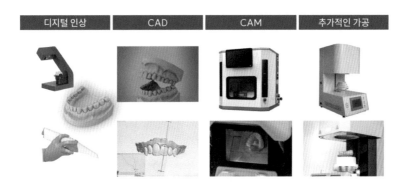

임플란트의 성공률은 어느 정도 되나요?

　임플란트의 성공 확률은 일반적으로 환자의 건강 상태, 습관, 유지 관리에 따라 다소 편차가 있을 수 있습니다. 구강 관리를 잘하는 건강한 환자의 경우, 임플란트의 성공 확률은 예지성이 높은 편으로, 다수의 연구에 따르면 95~90퍼센트 정도로 보고되고 있습니다. 다만, 이는 골유착이 유지되는 관점에서의 성공 확률이며, 골유착 실패보다는 보철물에서의 실패(보철물의 탈락, 파절, 보수의 필요성)가 일반적으로 더 높은 편입니다.

임플란트를 한번 하면 영구적으로 쓸 수 있나요?

　자연치아와 달리 임플란트는 우식과 같은 치아 질환에 직접적인 영향을 받지는 않으나, 잇몸의 건강과 보철물의 유지관리가 제대로 이루어지지 않으면 임플란트 주위염과 같은 질환이 발생할 수 있습니다. 따라서 주기적으로 치과병원을 방문하여 전문적인 청소와 보철물 점검을 받는 것이 중요하며, 이를 통해 예지성 있는 임플란트 예후를 기대할 수 있습니다. 유지관리를 잘할 경우 일반적으로 10년 이상 큰 합병증 없이 사용할 가능성이 높으며, 10년 이후에도 유지관리를 잘하면 장기적으로도 좋은 예후가 기대됩니다.

임플란트 보철물 관리는 어떻게 하면 되나요?

임플란트 보철물이 가장 자주 겪는 문제점들은 탈락, 파절, 나사 풀림과 같은 것들입니다.

1) 탈락 예방 및 유지관리

임플란트 보철물이 탈락했을 경우, 해당 보철물을 가까운 치과병원에 가져가면 대부분 재합착이 가능합니다. 다만, 하방의 구조물들이 탈락하거나 파절되는 경우가 있을 수 있으므로 기존에 치료받았던 병원에서 진료받는 것이 권장됩니다. 적어도 임플란트에 대한 정보를 환자 본인이 알고 있어야 담당 의사가 조절하기 편리합니다. 6개월에서 1년 주기의 정기적인 구강검진을 통해 부분 탈락 여부를 확인하고, 껌이나 사탕과 같은 끈적거리는 음식을 피하면 탈락을 예방할 수 있습니다.

당신이 궁금한 임플란트

2) 파절 예방 및 유지관리

구강 내는 온도 변화가 크고 하루에도 수천, 수만 번씩 강한 힘을 받는 혹독한 환경이기 때문에, 아무리 물성적으로 완벽한 보철물을 설계하더라도 장기적으로 임플란트 보철물에서 파절이 발생할 가능성은 존재합니다. 파절될 수 있는 부위는 보철물, 지대주 나사, 지대주, 픽스처 부위 등 모두 가능하며, 대부분 보철물에서 유격이 생기거나 흔들림, 불편감을 자각하게 됩니다. 그러나 다수의 임플란트를 묶은 경우 자각 증상이 없지만 파절이 관측되는 경우도 있으므로 추가적인 방사선학적 관찰 및 조절이 요구됩니다. 환자는 가벼운 저작 방식을 채택하고, 보철물에 무리를 주는 음식(얼음 저작, 왕사탕, 아몬드 등)을 자제하며, 이갈이 등의 습관에 대해 담당 의사와 상담함으로써 보철물의 예후를 개선할 수 있는 습관을 체득하는 것이 좋습니다.

6개월에서 1년 주기의 정기적인 구강검진 과정 중 파절선, 마모면, 교합 변화와 같은 요소들을 주기적으로 추적 관찰하여 보철물의 상태를 점검하고, 필요한 경우 수리 및 재제작을 시행하는 것이 권장됩니다. 픽스처 부위의 파절이 아니라 상부 보철물 관련 부품의 파절일 경우, 수술 없이 재수복이 가능합니다. 특히, 환자의 구강 내 정보가 인상채득 혹은 디지털 파일로 저장되어 있을 경우, 처음 보철물을 제작할 때보다 빠르고 간편하게 보철물 재제작을 할 수 있습니다.

3) 나사 풀림 예방 및 유지관리

　일부 연구에서는 임플란트 환자들이 가장 많이 겪는 합병증이 나사 풀림 현상이라고 보고합니다. 여기서 '나사'는 지대주 나사와 나사 유지형 보철물을 위한 보철 나사를 모두 포함합니다. 나사 풀림의 원인은 교합력, 교합, 나사 계면에서의 미세한 마모 등 여러 요인이 존재하며, 특정 요소들을 조절할 경우 나사 풀림 빈도를 줄일 수 있습니다. 그러나 자동차나 비행기와 같은 기계들도 주기적으로 나사 유지관리가 필요하듯이, 구강 내 환경에서 나사 풀림 현상은 필수불가결한 측면이 있어 주기적인 병원 방문 및 유지관리가 요구됩니다.

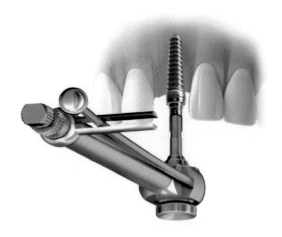

금속이 없는 임플란트는 없나요?

대부분의 임플란트는 금속물이 포함되어 있습니다. 골에 박히는 임플란트 부분인 인공치근(픽스처)과 지대주 부위는 대부분 티타늄 합금으로 이루어져 있습니다. 다만, 상부 보철물의 경우 점점 금속 구조물을 지르코니아라는 세라믹 재료로 대체하고 있으며, 상황에 따라 전체 지르코니아 수복물로 제작하기도 합니다. 인공치근이나 지대주 부품을 지르코니아로 대체하는 시도도 존재하지만, 이는 티타늄 금속에 알레르기가 있는 경우나 심미성이 요구되는 전치부에 한하여 사용을 고려해 볼 수 있습니다. 그러나 티타늄 합금은 매우 생체 적합성이 높은 재료로, 금속 알레르기는 거의 보고되지 않으며, 인공치근을 지르코니아 재료로 사용한 경우 인공치근의 파절, 나사의 마모, 장기적인 예후 측면에서 아직 불명확한 경향이 있습니다.

임플란트 보철물에
주로 사용하는 재료는 뭔가요?

임플란트 보철물에는 다양한 재료가 사용되며, 각 재료는 고유의 특성과 장단점을 지니고 있습니다. 이러한 재료는 주로 금속 재료와 세라믹 재료로 구분할 수 있으며, 최근에는 디지털 기술의 발전으로 인해 컴퓨터를 이용한 보철물 제작이 보편화되고 있습니다.

1) 금속 재료

기존에는 주로 금속 재료를 사용하여 임플란트 보철물을 제작하였습니다. 금, 크롬-코발트와 같은 금속은 상부 보철물이 받는 힘을 효과적으로 견딜 수 있도록 하는 특성을 가지고 있습니다. 금속 재료의 장점으로는 높은 강도와 파절 강도를 들 수 있습니다. 이러한 특성 덕분에 임플란트 보철물은 매우 견고하게 유지될 수 있습니다. 또한 금속 재료는 유연성이 있어 외부의 힘에 대해 어느 정도 적응할 수 있는 능력을 가지고 있습니다. 이러한 특성 덕분에 금속

당신이 궁금한 임플란트

재료는 믿을 수 있는 보철물 제작에 적합합니다.

그러나 금속 재료의 단점도 존재합니다. 금속의 검거나 노란 면이 자주 노출되기 때문에 심미성이 떨어질 수 있습니다. 특히 앞니와 같은 심미성이 중요한 부위에서는 이러한 단점이 더 두드러집니다. 또한 금속과 도자기의 결합 부위의 결합력이 상대적으로 약하여 도자기 부분이 깨질 수 있다는 점도 단점으로 꼽힙니다.

2) 금속 도자기 보철물

심미성이 요구되는 부위에서는 금속 위에 도자기를 덧댄 금속 도자기 보철물을 많이 사용합니다. 금속 도자기 보철물은 금속의 강도와 도자기의 심미성을 결합한 형태로, 기능성과 심미성을 동시에 만족시킬 수 있습니다. 그러나 금속과 도자기의 결합 부위가 약해 도자기 부분이 깨질 수 있으며, 금속 부분이 노출될 수 있다는 단점이 있습니다.

3) 지르코니아(세라믹 재료)

금속 재료의 단점을 보완하기 위해 최근 20년간 급부상한 재료가 바로 지르코니아입니다. 지르코니아는 '세라믹 강철'이나 '하얀 다이아몬드'로 불리며, 매우 높은 강도와 내구성을 자랑합니다. 또한 인체에 잘 맞아 의료 분야에서도 널리 사용되고 있습니다. 지르코니아는 미세 균열을 막아 주는 특성을 가지고 있어 각광받고 있습니다. 특히 최근에는 심미성까지 많이 개선되어 전체 치아를 지르코니아로 대체하는 경우도 많아지고 있으며, 좋은 결과를 얻고 있습니다.

그러나 지르코니아는 금속에 비해 유연성이 떨어져 깨질 가능성이 높다고 여겨집니다. 따라서 지르코니아 보철물을 사용할 경우 유지관리에 신경을 써야 합니다. 하지만 일반적으로 지르코니아 보철물은 컴퓨터를 이용해 제작되기 때문에, 기존 보철물의 디자인 파일이 저장되어 있을 경우 단시간 내에 보철물을 다시 만들 수 있습니다. 이 과정은 일반적으로 금속 구조물을 제작하는 기간보다 짧고 간편합니다. 따라서 지르코니아 보철물은 깨질 가능성이 조금 높더라도 다시 만들기 쉽다는 장점을 가지고 있습니다.

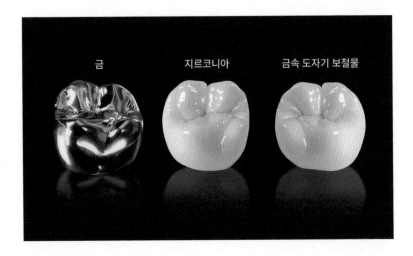

당신이 궁금한 임플란트

4) 결론

임플란트 보철물에 사용되는 재료는 각기 다른 특성과 장단점을 가지고 있습니다. 금속 재료는 높은 강도와 적응력을 가지고 있으나 심미성이 떨어질 수 있으며, 도자기와의 결합 부위에서 깨질 수 있습니다. 반면 지르코니아는 높은 강도와 심미성을 자랑하며, 디지털 기술을 활용한 빠른 재제작이 가능하지만, 유지관리에 신경을 써야 하는 단점이 있습니다. 환자의 상태와 요구를 고려하여 가장 적합한 재료를 선택하기 위해서는 치과의사와 충분한 상담이 필요합니다. 각 재료의 특성과 환자의 요구를 종합적으로 고려하여 최적의 보철물을 선택하는 것이 중요합니다.

치아색 나는 재료로 예쁘게 할 수 있나요?
지르코니아는 안 예쁘다던데?

20여 년 전 지르코니아가 처음 개발되던 시절에는 지르코니아 강도를 개선시키는 과정에서 변기와 같이 하얀색으로 제작되었기 때문에 '지르코니아는 예쁘지 않다' 는 인식이 있었습니다. 그러나 내부 화합 구성물들을 조절하고 신기술들을 개발하면서 오늘날 지르코니아 보철물의 심미성은 기존 세라믹 보철물, 혹은 그 이상으로 개선되었다고 평가받고 있습니다. 색조 선택과 기공 과정에서 담당 술자와 잘 상담하면 심미적인 결과물을 얻을 수 있습니다.

당신이 궁금한 임플란트

이를 하얗게 하고 싶어요

치아의 형태와 색상은 환자의 나이와 특성에 따라 적합한 색이 다르며, 일반적으로 환자가 선호하는 새하얀 빛은 로봇같이 인조적인 느낌을 줄 수 있습니다. 심미성의 관점에서는 자연스럽고, 개인의 구강과 인접치아의 색과 조화를 이루는 색조의 치아를 제작하는 것이 더 권장됩니다. 다만, 환자가 선호하는 색상과 심미 보철물을 다루는 치과의사의 선호 색상이 다를 수 있다는 연구도 있으므로, 색조 선택 과정 중에는 담당 의사와 충분히 상담하는 것이 중요합니다.

임시보철물도 쓸 만하지요? 임시치아로도
잘 씹어 먹을 수 있죠? 임시치아도 이쁘죠?

임시보철물은 대개 레진과 같은 임시보철용 재료로 제작을 하게 되며, 기능의 측면도 있지만 진단의 측면도 있습니다. 가끔씩 임시보철물을 잘 사용하고, 처음 형태에 잘 적응하는 환자분도 분명히 존재하지만, 대부분의 경우에는 심미, 기능 모두에 불편감을 느끼게 되고, 많은 조정을 거치게 됩니다. 또한 재료 특성상 탈락, 파절 빈도 등이 더 높을 수밖에 없다는 점을 환자분이 인지하시는 것이 좋습니다.

임플란트 최종 보철 이후에 김치, 깍두기 다 뜯어 먹어도 되지요?

임플란트 수복물은 고정되어 있는 수복물이기에, 일반적으로는 환자분들에게 모든 음식을 드셔도 된다고 설명드립니다. 하지만 '아몬드는 치과의사의 적!'이라는 우스갯소리가 있듯이 질기고, 단단한 음식물들은 가급적 피해야지 임플란트 수명이 늘어납니다. 특히, 한국 음식은(김치, 깍두기, 마른 오징어, 왕사탕, 호박엿) 타 음식에 비해 유달리 질기고, 쫀득하고, 딱딱한 경향이 있기에 더욱 습식관 조절에 유의할 필요가 있습니다.

제 친구가 임플란트 하면
엄청 음식물이 낀다던데 괜찮나요?

　음식물이 끼는 원인은 여러 가지 있습니다. 임플란트는 일반적으로 염증으로 가라앉은 잇몸 부위에 식립을 하여 보철물을 올리게 되기 때문에, 잇몸이랑 가까운 부위에 빈 공간이 생기는 경우가 있고, 특히 의사에 따라 일부러 청소가 용이하게 띄워 놓는 보철물의 경우에는 띄워진 공간 속으로 음식물이 끼는 경우가 분명히 있습니다. 또한 골에 박혀 있는 임플란트와는 다르게 치아는 장기간에 걸쳐 이동을 하는 경우도 있는데 이때 치아와 임플란트 사이에 공간이 생겨 음식물이 끼게 되는 경우도 있습니다. 보철물의 교합조정과 인접부위를 조절하여 음식물이 끼는 것을 최대한 예방할 수 있으나, 잇몸과 가까운 부위에 음식이 끼는 현상은 해결하기 어려운 경우가 많습니다. (공간을 메꾸게 되면 도리어 잇몸이 내려가게 됩니다.) 이런 경우 환자분이 치실, 치간 칫솔, 워터픽, 다양한 잇솔질 방법을 동원하여 식후 유지관리에 신경을 써 주셔야 합니다.

　　　　　　　　　　　　　　　　　　　　　당신이 궁금한 임플란트

제 친구가 임플란트로 씹을 때 느낌이
이상하대요. 살짝 종잇장 씹는 느낌이 든대요

자연치아의 경우 다양한 신경이 존재하여 '씹는 느낌'에 대한 복합적인 정보를 뇌로 전달합니다. 이와 반면, 임플란트는 골에 박혀 있는 것이기 때문에 골성감각이 있다는 보고는 있지만, 일반적인 치아에서 전달되는 느낌과 다를 수밖에 없습니다. 하지만 의수, 의족을 쓰시는 분들처럼 쓰다 보면 점점 내 몸의 일부처럼 느껴지기 시작하고 대부분 적응을 합니다. 꾸준히 양쪽 어금니로 씹어 먹는 연습을 하는 것이 좋습니다.

임플란트 이후에 느낄 수 있는
다른 불편감에는 어떤 것들이 있나요?

대표적인 증상 중에는 밥을 먹으면서 볼과 혀를 씹는 문제가 있습니다. 이는 원래 치아가 없는 동안 볼살 등 연조직이 밀려들어와 적응한 상황에서 음식을 먹다 보니 생기는 현상인 경우가 많습니다. 음식을 조심스럽게 드시다 보면 대부분 적응하여 씹히는 빈도가 줄어들고, 씹히지 않는 방향으로 음식을 먹을 수 있게 됩니다. 다만, 수개월간 증상이 개선되지 않을 경우 치아의 위치나 각도를 조절하기 위해 치과의사와 상담 후 재제작을 시도해 봐야 할 수도 있습니다.

임플란트의 대합치(맞물리는 치아)가 내 자연치아일 경우 맞닿는 치아가 시린 경우가 있습니다. 대부분의 경우 저작되지 않던 치아가 힘을 받아 자극을 받는 경우 이러하며, 약간의 조정을 하면 증상 조절이 가능하고, 대부분 시간이 지나면 해결이 됩니다.

아주 드물게 교합 이상감각, 교합이상 장애를 호소하는 환자들도 있습니다. 다양한 연구는 존재하지만 확실한 원인은 모르며, 체성형태 이상질환과 같은 정신과적 질환과 유사한 요소들이 많이 관측되기 때문에 예후가 불량합니다. 약물진료, 상담진료, 여러 회에 걸친 보철 조절 등 다양한 조치를 취해야 할 수도 있습니다. 하지만 아주 드문 경우에만 관측되는 현상이며, 대개 임시치아를 조절하고, 조화를 이루는 보철물이 들어간 환자가, 편안한 마음으로 술자와 상호 신뢰하에 치료를 받으면 거의 일어나지 않습니다.

임플란트 이후에 발음이 바뀔 수 있지 않을까요?

틀니, 전악 보철 등과 같이 전체적인 구강영역의 보철이 들어가는 경우 발음, 발성에 당연히 차이를 느끼게 되는 경우가 많습니다. 보철 계획에 따라 식립체 혹은 보철물의 위치로 인해 혀 안으로 가득 찬 느낌, 입천장에 뭔가 들어간 느낌 등의 감각을 느끼게 되는 경우도 있습니다. 대부분 임시 보철물 단계에서 보철물 형태를 조절을 하고, 최종 보철물을 몇 개월 사용하면서 적응하게 됩니다.

틀니 진료의 경우에 수 mm 이상의 두꺼운 레진상 보철물이 들어가게 되며, 대부분의 환자들은 틀니도 예지성 있게 잘 적응하기 때문에, 보철물 두께가 일반적으로 틀니보다 더 얇고, 고정성으로 사용가능한 임플란트 보철물에 적응하지 못하는 경우는 많지 않습니다.

임플란트 이후에 씹는 힘은 어떻게 되나요?

기성 틀니의 경우 원래 자연치에 비해 씹는 힘이 1/3 이하로 떨어진다는 보고가 많습니다. 이에 비해 임플란트는 자연치의 약 80% 수준으로 회복이 가능합니다.

임플란트 씹는 면에 구멍이 뻥 뚫려 있다네요?
안으로 썩지는 않을까요?

대부분 임플란트는 주기적인 나사 유지 및 재보철 등이 가능하게 하기 위해 씹는 면으로 구멍을 열어 두게 됩니다. 최종 보철물 장착 단계에 이 구멍을 솜이나 레진과 같은 재료로 메꾸기는 하지만, 이 레진이 탈락하게 되는 경우 씹는 면에 구멍을 느끼게 됩니다. 구멍이 노출됨으로 인해 단기간으로 임플란트 내부에 문제가 생기지는 않기 때문에 너무 크게 걱정하지 않으셔도 됩니다. 다만, '계속 혀로 구멍을 만지게 돼요', '신경 쓰여요' 같은 감각적인 불편을 호소하는 분들이 있고, 내부 완충 물질로 솜을 넣은 경우 솜에 음식물이 고여서 냄새가 날 수 있기 때문에, 이 경우 가까운 치과 병원으로 가면 쉽게 새로운 솜과 레진으로 메꿀 수 있습니다.

당신이 궁금한 임플란트

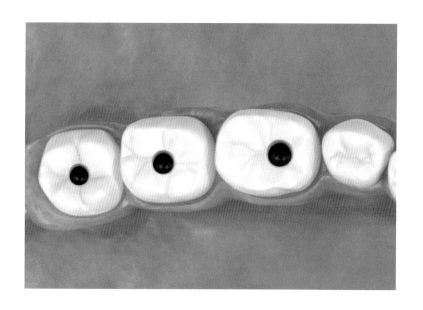

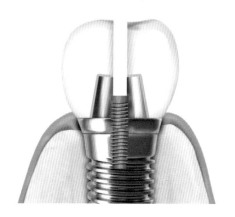

마무리하며

    최대한 쉽게 환자분들께서 궁금해하시는 내용에 대한 답을 드리려고 노력했지만 그래도 어려운 부분이 있을 것 같아, 걱정이 됩니다.

    유튜브 Dr.정준홍 서울오브치과병원 채널과 블로그를 통해 지속적으로 환자분들이 궁금해하시는 내용에 대한 답을 드리고자 노력하고 있습니다. 혹시 궁금하신 내용이 책 속에 없다면, 유튜브나 블로그에 댓글을 달아 주시면 최대한 빠른 시간 내에 답변 드리고자 노력하겠습니다. 건강하고 아름다운 구강과 얼굴을 위한 파트너가 되겠습니다.

정준홍 올림

당신이 궁금한 임플란트

당신이 궁금한
임플란트

ⓒ 정준홍, 2024

초판 1쇄 발행 2024년 11월 27일

지은이   정준홍
펴낸이   이기봉
편집   좋은땅 편집팀
펴낸곳   도서출판 좋은땅
주소   서울특별시 마포구 양화로12길 26 지월드빌딩 (서교동 395-7)
전화   02)374-8616~7
팩스   02)374-8614
이메일   gworldbook@naver.com
홈페이지   www.g-world.co.kr

ISBN   979-11-388-3760-6 (03510)